RAPPORT

SUR LES

EAUX THERMALES

D'AIX EN SAVOIE

PENDANT L'ANNÉE 1855.

Te 163 / 34.

Paris. — Typographie de Firmin Didot frères, fils et Cᵉ.

RAPPORT

SUR LES

EAUX THERMALES

D'AIX EN SAVOIE

PENDANT L'ANNÉE 1855

SUIVI DE

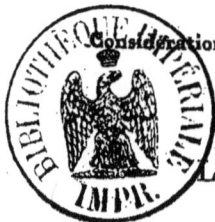

Considérations pratiques sur leurs propriétés médicinales

PAR

LE DOCTEUR L. BLANC

PRÉSIDENT DE LA COMMISSION MÉDICALE DES THERMES EN 1855,
MÉDECIN DE L'ÉTABLISSEMENT DES BAINS.

PARIS

TYPOGRAPHIE DE FIRMIN DIDOT FRÈRES, FILS ET Cie
RUE JACOB, 56

1856

RAPPORT

SUR LES

EAUX THERMALES

D'AIX EN SAVOIE

PENDANT L'ANNÉE 1855.

———

Aix-les-Bains, dont les thermes jouissent d'une grande considération dès la plus haute antiquité, comme l'attestent les vestiges encore bien conservés de constructions romaines, tels que l'arc de Campanus, le temple de Diane, les bains de César, etc., voit chaque année s'accroître le nombre de ses baigneurs. Cet accroissement est dû à l'abondance et à l'efficacité de ses eaux, d'une température de 45 à 46 degrés centigrades, ainsi qu'aux améliorations et aux embellissements qui s'y multiplient d'année en année.

La prospérité de ces thermes ne peut qu'augmenter, grâce aux voies ferrées qui sont en construction et qui relieront Aix aux principales villes de l'Europe; car c'est à ses portes que se bifurquent les grandes lignes de Paris, de l'Italie et de la Suisse. Ainsi, dès l'année prochaine, on pourra se rendre de Paris à Aix en dix heures vingt-cinq minutes, et de Turin et de Genève en quelques heures.

Comme preuve de cet état prospère toujours croissant, nous constaterons que la saison thermale de 1855 a été l'une des plus brillantes, contrairement aux appréhensions qu'avaient fait naître soit la guerre, soit l'exposition universelle de Paris, soit la cherté des subsistances.

Les registres de la municipalité portent le nombre des étrangers qui ont séjourné cette année à Aix au chiffre de 4,069. Ce chiffre serait nécessairement dépassé si l'on ne mettait trop souvent une grande négligence à faire inscrire les baigneurs.

En 1854, ce chiffre n'ayant atteint que 3,460, il y a eu, en faveur de 1855, une augmentation d'un sixième.

Une seconde preuve ressort du produit des recettes de l'établissement, constaté par le tableau suivant :

Recettes de l'établissement pour chaque année de 1848 à 1855.

1848	21,514 fr. »	c.
1849	39,804	»
1850	46,600	»
1851	45,900	»
1852	55,889	»
1853	55,366	51
1854	52,869	45
1855	62,360	80

Cette augmentation dans les recettes de l'établissement est, sans contredit, le thermomètre le plus certain de la prospérité d'Aix.

Quelle qu'ait été et quelle que soit l'affluence des étrangers, Aix, grâce aux nombreuses constructions qui s'élèvent chaque année, comme par enchantement, sera toujours à même de loger confortablement ses nombreux visiteurs.

Il n'en est pas de même de l'établissement thermal actuel, qui ne répondait plus aux besoins qui se font de plus en plus sentir. Aussi un projet d'agrandissement a-t-il été demandé à MM. François, ingénieur en chef des eaux minérales de France, et Pellegrini, architecte, aux plans duquel est dû le magnifique Casino d'Aix.

Ces messieurs ont élaboré, chacun dans leurs attributions, un projet dont M. Davat a donné la description dans son rapport de l'an passé, et qui sera, nous l'espérons, un des plus complets de l'Europe.

Cet établissement, actuellement en construction, doit être achevé pour la saison de 1857.

Déjà les réservoirs sont établis; de nouvelles douches, deux grandes salles d'inhalation seront livrées au public cette année; les maisons qui existaient sur le local de son prolongement sont démolies; les matériaux de construction sont tous sur place; la captation des eaux est terminée. Ce dernier travail est certainement le plus beau qui ait été fait jusqu'à ce jour.

Pour suffire aux besoins du nouvel édifice, il fallait

chercher à augmenter le volume déjà si considérable
de nos eaux, son plan comportant deux piscines de
20 mètres de longueur sur 10 de large, par consé-
quent quatre fois plus grandes que celles qui existent
actuellement et qui doivent être constamment alimen-
tées par de l'eau courante.

Les eaux d'alun semblaient diminuer de volume
chaque année et changer de direction, car on les
voyait suinter dans presque toutes les caves du haut
de la ville. Pour parer à ce grave inconvénient,
M. François résolut d'aller les chercher à leur point
d'émergence. Le succès a dépassé ses espérances.

Dans ce but, il a fait ouvrir une galerie au-dessus
de l'établissement dans la direction des sources, bien
qu'il fallût agir constamment dans le roc. Cette galerie, large de 1 m. 40 cent., sur 1 m. 80 de hauteur,
avait à peine atteint 30 mètres de longueur que déjà
deux nouvelles sources assez volumineuses étaient découvertes, sans compter de nombreux filets jaillissant
sur divers points. Ces sources arrivaient autrefois à
l'établissement, comme le prouvent les traces de leurs
anciens canaux que l'on rencontre dans la galerie et
qui se trouvent obstrués aujourd'hui, soit par les matières qu'elles chariaient, soit par les nouvelles combinaisons chimiques qu'elles ont déposées sur la roche.
En continuant la percée de cette galerie, à 80 mètres
de longueur, l'explosion d'une mine fit jaillir un tor-
rent d'eau thermale d'un tel volume que les habitants
de la ville craignirent un instant d'être inondés ; un
véritable lac établi dans le roc venait de se vider. Dès

ce moment les nouvelles sources découvertes se tarirent, ainsi que les sources Héritier-Fleury-Chabert, pour se confondre dans celle que venait de faire jaillir cette mine, qui se réduisit bientôt au volume d'une source abondante. Les travaux de la percée se continuant mirent enfin à découvert, à 10 mètres de là, un grand réservoir naturel creusé dans le roc, d'où découlaient toutes les eaux.

Ce réservoir, qui se trouve au niveau du tunnel, débite par minute.................... 3,342 litres;
par heure.................... 200,520 »
par vingt-quatre heures.......... 4,812,480 »
comme il résulte du jaugeage qui a été fait par MM. les ingénieurs Camera, Vauvert et Perrier.

L'on voit par là que le volume de l'eau d'alun a presque quadruplé; car, d'après les jaugeages exécutés l'an passé par M. François (compte-rendu des thermes par M. Davat), les eaux d'alun, Fleury, Héritier et Chabert, ne donnaient ensemble, par vingt-quatre heures, qu'un débit de 1,356,000 litres. Leur volume est donc augmenté de 3,456,480 litres par vingt-quatre heures.

En additionnant le volume de l'eau d'alun, qui, comme nous venons de le voir, est, par vingt-quatre heures, de.................... 4,812,480 litres,
avec celui de la source de soufre,
qui est de.................... 1,550,000 »
nous arrivons au chiffre énorme
de.................... 6,362,480 »
d'eau thermale par vingt-quatre heures, chiffre plus

que suffisant pour satisfaire à tous les besoins du nouvel établissement.

Jusqu'à présent ces eaux d'alun arrivaient à l'établissement dans un état de sulfurisation presque insensible, ce qui les avait fait placer, par M. Bonjean, dans la classe des *sulfureuses dégénérées*, parce que, dit-il dans son analyse chimique des eaux minérales d'Aix-en-Savoie, *l'ingrédient sulfureux qu'elles renferment se détruit, dans son cours souterrain, par l'oxygène de l'air qui y circule.* Aujourd'hui que l'on peut visiter les vastes grottes dans lesquelles ces eaux séjournaient, et dont elles ne s'échappaient que par des fissures étroites, tortueuses, qui leur faisaient subir un véritable filtrage, fissures qui étaient toutes plus ou moins en communication directe avec l'air extérieur, l'on voit la justesse de l'assertion de M. Bonjean; car non-seulement elles éprouvaient une décomposition par le contact de l'air, mais encore le gaz sulfhydrique qui forme leur sulfurisation avait le temps de se dégager complétement par le repos forcé qu'elles subissaient dans ces grottes.

Ces graves inconvénients n'existent plus dans le réservoir actuel, dont les eaux, essayées à plusieurs reprises par le sulfhydromètre de Dupasquier, ont toujours offert le même degré de sulfurisation que les eaux de soufre, et comme celles-ci elles charient une grande quantité de glairine.

L'on voit, en outre, sur les parois du canal en bois destiné momentanément à recevoir les eaux du réservoir, une couche épaisse d'un enduit blanc jaunâtre, formé par du soufre pur, provenant, d'après M. Bonjean, de la décomposition par l'oxygène de l'air du gaz sulfhydrique renfermé dans l'eau.

Un autre effet bien remarquable, c'est qu'elles arrivent aujourd'hui à l'établissement en charriant une quantité considérable de sulfuraire, à tel point que les parois des douches en sont littéralement tapissées en peu d'instants.

Un autre résultat obtenu par ce travail, c'est la température toujours égale des eaux du réservoir. Visitées bien des fois cet hiver pendant des jours de pluie et pendant les temps secs, on les a toujours trouvées à 46, 47 degrés centigrades, tandis qu'auparavant, après une pluie de vingt-quatre heures, les eaux d'alun subissaient un abaissement marqué dans leur température, dû à l'infiltration des eaux étrangères; comme on peut s'en convaincre aujourd'hui en visitant un jour de pluie les grottes où elles stagnaient, dans lesquelles on la voit filtrer de toutes parts.

La construction de ce tunnel a donc eu pour résultat, non-seulement d'augmenter considérablement le volume des eaux, mais encore d'ajouter à leur efficacité, soit sous le rapport de leur composition, soit sous le rapport du calorique.

Disons enfin que par ce travail Aix possède une curiosité de plus, bien digne de fixer l'attention du touriste, et qui ne se rencontre probablement dans aucun autre établissement. Ces grottes mises à sec offrent l'aspect le plus imposant; leurs voûtes, tapissées de

glairine desséchée, présentent les formes les plus variées, les plus pittoresques.

Avec ses nouveaux thermes dotés de semblables éléments de prospérité, avec l'organisation d'une saison
d'hiver dont il est fortement question en suite de la
demande formulée par la commission médicale, organisation d'autant plus nécessaire qu'avec nos moyens
actuels seulement il ne se passe pas d'hiver sans qu'il
y ait toujours quelques baigneurs, Aix offrira le sys-
tème balnéatoire le plus complet possible.

Pour arriver à la réalisation de ces nouveaux pro-
jets, il a fallu passer par bien des combinaisons diverses.

La crise générale de 1848 fut d'autant plus grave
à Aix que les habitants venaient d'être forcés par les
circonstances à élever, au prix de sacrifices considérables, un nouveau Casino. Les capitaux privés étaient
devenus invisibles, et le trésor public, qui, dans les
années précédentes, avait consacré 1,264,000 livres
aux thermes d'Acqui, se refusait à tout subside pour
les nôtres. Le gouvernement reconnut la nécessité
d'accepter les offres d'un entrepreneur de jeux de
hasard, et, faute de mieux, il offrit pour sa part leur
tolérance. Inaugurés ainsi en 1849, ils avaient à peu
près comblé le déficit du Casino, lorsque leur fermier
offrit, pour prolonger son bail, d'avancer en trois années 800,000 livres, somme jugée nécessaire à la
réalisation des améliorations et agrandissements récla-
més par les bains. Il demandait en compensation la
jouissance durant vingt ans des bains et du Casino

réunis. Le gouvernement accepta volontiers une com-
binaison qui lui permettait de réaliser, sans bourse dé-
lier, les vœux du pays et de la science.

Mais, à la fin de 1855, les réclamations nationales
et étrangères contre l'industrie exceptionnelle tolérée
à nos eaux furent formulées à la Chambre, au sein
des conseils divisionnaires de la Savoie, dans les jour-
naux de France et du Piémont et dans la presse médicale. Le ministère dut retirer la tolérance des jeux,
et, par suite, furent résiliées les conventions relatives
aux bains.

Plus de 300,000 livres étaient déjà dépensées en
expropriations et aménagement. Le gouvernement
avait à pourvoir à leur payement, à la continuation
des travaux et à l'exploitation de 1856. Il en vit le
moyen dans la transmission à la compagnie Laffitte de
la concession précédente, étendue à quarante années,
avec des garanties nouvelles. Il proposa cette combi-
naison dans le projet de loi du 28 février 1856.

Mais dès lors la conclusion de la paix est venue
rendre favorables aux entreprises à long terme toutes
les circonstances qui les rendaient auparavant difficiles.
Ce changement a suggéré « le désir patriotique et sage
« à la fois de substituer à une société étrangère, à la
« société Laffitte, une association nationale, qui, se
« chargeant de l'achèvement et de l'exploitation des
« bains d'Aix aux conditions stipulées dans le projet,
« offrirait ainsi aux capitaux indigènes un placement
« on ne peut plus avantageux, serait en harmonie
« avec l'esprit qui, dès 1776, a porté la Savoie à main-

« tenir ses droits de copropriété sur les bains d'Aix,
« assurerait enfin aux intérêts locaux et généraux,
« hautement engagés dans cette question, une garantie
« qu'une concession à long terme à des étrangers ne
« pouvait donner au même degré. » (Projet d'une Société nationale des Bains d'Aix.) M. de Cavour a fait
à cette proposition l'accueil le plus bienveillant, et a
donné les ordres nécessaires pour l'acheminer.

La commune et les habitants d'Aix se sont inscrits
en tête de la souscription pour plus de 400,000 livres.
Appréciant tous les avantages moraux et matériels du
projet, la province de Chambéry a demandé d'entrer
pour un tiers dans la dépense totale; la province
d'Annecy a voté 20,000 livres pour la même destination; enfin le gouvernement intervient comme actionnaire, indépendamment des garanties assurées par lui
à l'entreprise.

On peut donc dès aujourd'hui prévoir une solution
des plus avantageuses à ce qu'on est convenu d'appeler la *question d'Aix*. En attendant que la société
concessionnaire ait rempli les formalités légales, les
travaux confiés à l'entrepreneur Duvernay sont poussés
avec une merveilleuse activité. Le service ne subira
aucune interruption.

Le Casino continuera de marcher sur le même pied
qu'auparavant, moins les jeux de hasard.

Ainsi les médecins et les baigneurs, qui avaient redouté pour nos thermes, d'abord l'impossibilité de
faire face aux exigences modernes, ensuite les inconvénients de l'expédient adopté, peuvent se réjouir au-

jourd'hui que nous pouvons nous passer d'un auxi-
liaire dangereux, et que le concours de celui-ci ainsi
réduit et abrégé nous a valu le début de travaux qui
effrayaient, une captation d'eau magnifique, et successivement des conditions d'achèvement des travaux
aussi favorables aux actionnaires que pleines de garantie pour la bonne confection et l'entier accomplis-
sement de nos nouveaux thermes.

SERVICE DE L'ÉTABLISSEMENT.

Nous aurions voulu, dans l'intérêt de nos thermes,
pouvoir présenter un tableau indiquant les différents
bains et douches qui se sont pris à l'établissement en
1855; mais, n'ayant pu encore obtenir les renseigne-
ments nécessaires, nous nous bornerons à présenter
celui de 1854, qui est en partie inédit.

Dans ce tableau ne figurent pas les bains et les
douches donnés aux indigents des hospices et à ceux
logés en ville, qui leur sont accordés gratuitement. Il
en est de même des bains pris à domicile, et dont le
nombre excède toujours de beaucoup ceux pris à l'é-
tablissement.

Sachant que la recette de 1855 est à peu près un
sixième en sus de celle de 1854, en ajoutant un
sixième à chaque genre d'opérations balnéatoires, on
aura un compte approximatif de l'exercice de 1855.

TABLEAU DE 1854.

	SANS PORT.	PORT SIMPLE.	PORT DOUBLE.	TOTAUX EN BILLETS.	TOTAUX EN ARGENT.
PRINCES.....	218	6396	608	7,222	
Argent.	327 »	12792 »	1520 »		14639 »
ALBERTINS...	103	5569	176	5,848	
Argent.	128,75	9745,75	352 »		10226,50
CENTRE	84	4955	124	5,163	
Argent.	105 »	8671,25	248 »		9024,25
ENFER	137	1960	63	2,060	
Argent.	171,25	3430 »	126 »		3727,25
LOCALES.....	1144	415	37	1,596	
Argent.	858 »	518,75	64,75		1441,50
BERTHOLLET.	26	117	48	191	
Argent.	26 »	175,50	96 »		297,50
VAPEUR......	748	»	»	748	
Argent.	748 »	»	»		748 »
BAINS.......	4289	»	»	4,289	
Argent.	5361,25	»	»		5361,25
PISCINES.....	4453	»	»	4,453	
Argent.	5566,25	»	»		5566,25
EXEMPTION.	1547	»	»	1,547	
Argent.	1314,95	»	»		1314,95
SUPPLÉMENT.	1046	»	»	1,046	
Argent.	523 »	»	»		523 »
TOTAUX.....				34,163	52869,45

Malgré cette augmentation, le service de l'établissement a marché avec une exactitude et une précision dignes d'éloges; l'eau n'a jamais manqué, grâce aux deux sources trouvées en creusant le tunnel, et qui ont de suite été dirigées sur l'établissement.

Le tremblement de terre qui a eu lieu le 21 juillet 1855, vers une heure trois quarts de l'après-midi, a produit sur les eaux un phénomène assez remarquable; à l'instant même elles se sont troublées, en charriant une quantité énorme de glairine désorganisée. Le réservoir d'eau de soufre ressemblait à un vrai bourbier. Ce phénomène, qui a duré une heure environ, est facile à expliquer.

Nous savons que les conduits souterrains de nos sources existent dans le roc, et que leurs parois sont pleines d'anfractuosités dans lesquelles vient s'arrêter une plus ou moins grande quantité de glairine désorganisée; l'eau se trouvant agitée, secouée par le tremblement de terre, il s'est produit dans ces conduits le même effet que dans une bouteille qu'on rince; la glairine ainsi détachée a été entraînée par l'eau, qui, par ce mélange, a pris momentanément un aspect grisâtre et bourbeux.

EAUX MINÉRALES FROIDES.

En dehors des sources thermales qui alimentent l'établissement, Aix possède dans ses environs trois sources d'eaux minérales, qui sont : les eaux de Saint-Simon, de Marlioz et de Challes.

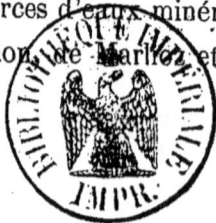

2

EAUX DE SAINT-SIMON.

Ces eaux ont été très-courues cette année. Outre celles qui se sont bues à la source même, M. Raphy, leur propriétaire, en a débité à Aix 5,493 bouteilles, soit 1,117 de plus qu'en 1854; il en a en outre expédié à l'étranger 450 bouteilles, soit 150 de plus que l'année précédente. M. Vidal, qui les a fait prendre en bains à quelques malades, leur a vu déterminer de véritables *poussées*.

EAUX DE MARLIOZ.

Les eaux de Marlioz, bien plus sulfureuses que celles d'Aix, puisqu'elles marquent de 24 à 30 degrés au sulfhydromètre de Dupasquier, ont également été très-suivies cette année-ci. Elles présentent, en outre de leurs vertus thérapeutiques incontestables, un attrayant but de promenade, grâce aux nombreuses améliorations introduites cette année par M. Billet, leur nouveau propriétaire.

EAUX DE CHALLES.

Il s'est débité à Aix cette année plus de 5,000 bouteilles d'eau de Challes. Ces eaux, qui datent de quelques années, et dont la réputation à juste titre est déjà européenne, sont un puissant adjuvant des eaux d'Aix dans toutes les affections qui reconnaissent pour point de départ un vice strumeux. Quand on les prend conjointement avec ces dernières, ces affections sont traitées avec plus d'avantage, et leur guérison se fait moins attendre; car, comme l'a dit la commission

médicale dans son rapport du 9 mai 1854 : « Ces deux
« eaux se complètent l'une l'autre. Les eaux de Challes
« augmentent la sulfurisation des eaux d'Aix ; ces
« dernières donnent aux premières la chaleur qui leur
« manque, et cela sans qu'il s'opère la moindre dé-
« composition ni la moindre altération dans leurs prin-
« cipes. On peut donc dire sans exagération que les
« eaux de Challes sont plus actives à Aix qu'à leur
« source même.

Nous sommes heureux de saisir cette circonstance
pour exprimer nos remercîments aux propriétaires de
ces diverses sources, qui ont mis avec empressement
et gratuitement leurs eaux à la disposition de tous les
médecins, soit pour le service de l'hôpital, soit pour
les indigents logés en ville.

En terminant ce rapport, nous devons signaler
deux brochures concernant les eaux d'Aix, qui ont
paru en 1855 ; l'une, intitulée : *Comptes rendus des
Eaux thermales d'Aix en Savoie pendant l'année
1855*, due à M. le docteur Davat ; et l'autre : *Note
clinique sur l'action des Eaux d'Aix en Savoie, dans
le traitement des phlegmasies chroniques des articulations*, publiée par M. le docteur Gaillard, brochures aussi judicieusement pensées qu'élégamment
écrites.

PROPRIÉTÉS MÉDICINALES.

Les malades qui, en 1855, sont venus avec plus ou
moins de succès demander du soulagement à nos ther-

mes, étaient atteints d'affections rhumatismales, lymphatiques, catarrhales, ou consécutives à la syphilis,
de maladies de la peau, d'engorgements chroniques
des viscères, enfin de lésions les plus dissembla-
bles, etc., à tel point que l'on serait tenté de croire
que nos eaux doivent être une panacée universelle
propre à guérir tous les maux. Mais en examinant at-
tentivement ces affections, qui semblent d'abord si
disparates, l'on voit bientôt qu'elles sont presque toutes la conséquence d'un vice rhumatismal ou scrofuleux, ou tout au moins que ce sont celles qui sont liées
à ces principes qui obtiennent le plus de soulagement
à nos eaux.

Si, en général, le rôle du médecin consiste à guérir
quelquefois, à soulager souvent, consoler toujours, il
n'en est pas de même pour le médecin des eaux, qui
est tenu à guérir ou du moins à soulager grandement,
parce que sa clientèle se compose de malades qui ne
quittent qu'à regret le soin de leurs affaires et qui ne
peuvent suivre un traitement qu'au prix de sacrifices
considérables.

Les guérisons seraient plus nombreuses et les décep-
tions moins fréquentes si, pour chaque eau minérale,
il existait une nomenclature précise et consciencieuse,
basée sur l'expérience, des diverses affections qu'elles
combattent avantageusement ; outre que les malades
s'en trouveraient mieux, les divers établissements ther-
maux n'auraient qu'à y gagner, car c'est moins le
nombre des baigneurs qui fait la réputation de ces
derniers que le nombre des guérisons qui s'y opèrent.

Malheureusement il n'en est pas ainsi, et une eau est à peine découverte que vous la voyez, avant que l'expérience ait parlé, préconisée contre une série de maladies qui est à peu près la même pour toutes les eaux minérales.

Ce reproche cependant ne doit pas être fait aux médecins qui ont fait des eaux une étude consciencieuse, et dont la tendance aujourd'hui est de restreindre plutôt que d'élargir le cadre nosologique des maladies qu'y s'y traitent avantageusement.

Pour établir une nomenclature sérieuse, il faut d'abord connaître le mode d'agir des eaux.

Nous savons que chaque eau minérale est douée d'une action spéciale plus ou moins énergique qui a la vertu de combattre avantageusement telle ou telle maladie ; cette action dérive de sa composition intime, des gaz, de la chaleur et de l'électricité qu'elle renferme ; ces divers éléments réunis forment un tout, une existence particulière, qui leur donne une vie d'où dépendent ses propriétés curatives, lesquelles varient suivant la diversité de ces éléments réunis.

Le premier effet des eaux d'Aix est d'augmenter les souffrances des malades qui y sont soumis ; chez tous, en général, elles exaspèrent d'abord les symptômes et en font naître souvent de nouveaux : c'est qu'elles ont une action directe sur les diathèses, sur ces principes morbifiques que l'on appelle vulgairement vices dans le sang, et qui sont devenus inhérents à l'économie.

Cette action consiste à les réveiller, à les aviver toutes, de quelque nature qu'elles soient ; action toujours

salutaire dans les diathèses rhumatismales et scrofuleuses, mais qui peut devenir nuisible dans d'autres,
comme nous le verrons.

A cette action spéciale, inhérente aux eaux, il faut
en ajouter une autre, dérivant de leur mode d'administration, et que j'appellerai action mécanique. Pour
l'expliquer, voyons comment les eaux s'administrent
à Aix.

Les eaux d'Aix se prennent en boisson, en bains,
en vapeurs et en douches.

1° *En boisson*, elles se prennent tantôt pures, tantôt coupées, soit avec du lait, soit avec des sirops, soit
avec les eaux de Marlioz ou de Challes.

2° *Les bains* se prennent dans des baignoires ou
dans les piscines; les premiers sont à la température
de 33 à 34 degrés centigrades, avec une légère variante
en plus ou en moins selon les individus. Ils se prennent à l'établissement ou à domicile; ils sont compo-
sés entièrement d'eau minérale qu'on laisse refroidir,
ou tempérés avec de l'eau naturelle; ils sont quelquefois additionnés d'amidon, ou de son, ou de gélatine,
d'autres fois d'eau de Marlioz ou de Challes.

Les bains de piscine se prennent à la température
invariable de 34 degrés. Les baigneurs peuvent s'y
livrer à la natation et à divers exercices de gymnastique.

3° *Les vapeurs* se prennent d'une manière générale
ou locale.

Dans le premier cas, tout le corps est exposé à la
vapeur; elles se prennent dans les salles d'inhalation,

dont la température est de 30 à 31 degrés, ou dans les étuves du centre, autrement dites *bouillon*, à la température de 36 à 38 degrés, ou à l'*enfer*, dont la température est de 38 à 40, ou enfin au *vaporarium*, qui a toujours un degré de plus que l'enfer.

Dans les vapeurs locales, les appareils sont combinés de manière à diriger la vapeur sur une partie quelconque du corps isolément, ou sur plusieurs à la fois, selon les besoins.

4° *La douche.* Voici comment s'administre la douche ordinaire. Le baigneur étant assis sur une chaise, l'eau lui tombe sur toutes les parties du corps successivement, avec plus ou moins de force et de volume, selon la prescription du médecin. Deux doucheurs, pendant ce temps, lui frictionnent la peau, lui massent tous les muscles, en commençant par les extrémités inférieures, et lui font mouvoir en tous sens les diverses articulations. Cette opération, qui dure de dix à quinze minutes, étant terminée, le baigneur est enveloppé dans un peignoir de flanelle, un drap et une couverture. Une fois dans ce *maillot*, c'est le terme usuel, il est mis dans une chaise fermée, transporté à son domicile, où l'attend un lit chaud, et là il est confié au sécheur de la maison, qui l'essuie, le laisse plus ou moins de temps dans le maillot, et lui donne à boire de l'eau minérale ou toute autre boisson, selon l'ordonnance.

Par cette manière d'administrer la douche, on voit que les soins dont sont entourés les baigneurs à l'établissement leur sont continués à domicile.

Mais cette douche peut varier à l'infini sous le rapport du massage, de la température, du volume des eaux, de la force et de la direction des chutes.

Le massage peut être exercé partiellement ou sur toutes les parties du corps en général, la tête exceptée; il peut être plus ou moins énergique, il peut être accompagné de frictions faites avec la main ou à l'aide de brosses.

Sous le rapport de la température, la douche peut être prise à 44 ou 45 degrés, tel qu'au *bouillon* et à l'*enfer*, tandis qu'aux *princes* et aux douches *albertines* elle peut varier de 16 à 46 degrés. Le baigneur peut passer insensiblement d'un degré à l'autre, comme il peut passer brusquement d'une température élevée à une température basse, et *vice versa* (douche écossaise). Il peut encore être soumis à diverses températures à la fois, recevoir, par exemple, l'eau chaude sur les pieds, tempérée sur les épaules et froide sur la tête.

Le baigneur peut recevoir de l'eau sur tout le corps par torrents ou en faible quantité.

Cette eau peut tomber avec force en jets, en pluie ou en nappes; cette force peut être atténuée au moyen de tuyaux coudés.

Elle peut arriver par des conduits garnis de pistons à embouchures plus ou moins grandes, ou terminés par des pommes d'arrosoir avec des grilles plus ou moins fines.

Elle peut être dirigée horizontalement, comme dans les douches du bassin, de bas en haut dans les douches du périnée, ou verticalement, c'est-à-dire en tous sens.

De cette variété dans l'administration des douches naît l'action que j'appelle mécanique, et à laquelle on peut faire produire des effets physiologiques tantôt excitants, tantôt sédatifs, tantôt perturbateurs, tantôt révulsifs, en un mot, que l'on peut modifier à l'infini.

Cette action, outre qu'elle est un puissant adjuvant de l'action spéciale, peut encore combattre avantageusement certaines affections contre lesquelles les eaux seraient sans effet par leur nature intime; en d'autres termes, l'action spéciale des eaux agit contre l'essence de la maladie et l'action mécanique contre les symptômes.

Quelques-uns, tout en mettant en doute l'action spéciale des eaux, ont prétendu que c'était à l'action mécanique seule qu'il fallait rapporter les guérisons qu'elles opéraient.

L'expérience de tous les jours vient démentir cette opinion; car la plupart des baigneurs ne nous arrivent qu'après avoir pris dans les diverses villes qu'ils habitent, des douches et des bains de vapeur dont l'action mécanique ne laisse presque rien à désirer; ils en éprouvent du soulagement, il est vrai, mais le plus souvent ils sont obligés de venir demander à nos thermes une guérison radicale. En outre, l'établissement thermal d'Aix ne date que de 1783; avant cette époque, ses eaux étaient déjà très-fréquentées; tout le traitement consistait alors à boire et à se plonger dans les sources; leur mode d'administration était ré-

duit à sa plus simple expression, et cependant de
nombreuses guérisons s'opéraient chaque année, car
Cabias, qui écrivait en 1523, cite plusieurs cures remarquables dans son ouvrage intitulé : *les Vertus
merveilleuses des bains en Savoie.*

S'il est possible d'expliquer physiologiquement l'action mécanique des eaux, il n'en est pas toujours de
même pour leur action spéciale ; tout ce que l'on sait
et qui est acquis par l'expérience, seul guide certain,
c'est qu'elle s'exerce sur les diathèses en les réveillant,
en les avivant pour les modifier. Cette action pourrait
s'expliquer si l'on était parvenu à connaître la nature
intime de ces principes morbifiques, qui sont malheureusement pour nous encore un mystère.

*Les eaux d'Aix réveillent et avivent toutes les
diathèses.*

Cette action est incontestable ; aussi voyons-nous
chaque année de nombreux malades nous arriver, pour
demander à nos eaux s'ils sont encore sous l'influence
de ce principe morbifique, et à quelle diathèse ils
doivent rapporter les souffrances qu'ils éprouvent. Il
est rare qu'après quinze jours de traitement ces malades ne soient pas édifiés. En 1854, un médecin dis-
tingué, en envoyant un malade à Aix, nous écrivait :
« M. N. souffre depuis deux ans, pendant lesquels il
« a offert les symptômes les plus bizarres ; son affec-
« tion n'est pas encore définie ; vos eaux nous diront ce
« qu'il a. » En effet, après dix vapeurs prises au *bouil-*

lon et à l'*enfer*, un eczéma impétigineux se manifesta sur les bras et les jambes, et finit par envahir presque tout le corps. Dès cet instant les anciennes souffrances disparurent. Nous lui fîmes continuer le traitement thermal pendant quarante jours consécutifs, après lesquels il quitta Aix, n'ayant plus aucune souffrance et complétement guéri de son affection cutanée. Nous avons revu son médecin en 1855 ; ce malade, nous dit-il, n'avait jamais souffert depuis sa cure par les eaux d'Aix.

Un cas analogue s'est présenté l'an passé à l'hôpital. Une cuisinière, âgée de quarante ans, éprouve, depuis dix ans, tantôt des souffrances à l'estomac, telles que crampes, douleurs vives, inappétence, mauvaises digestions ; tantôt des douleurs à la tête, aux reins et dans les membres, et quelquefois de la toux avec oppression ; le sommeil est presque nul ; sa santé est profondément détériorée. Après avoir inutilement tenté plusieurs traitements, elle vient, dit-elle, essayer les eaux d'Aix. Soumise aux bains et aux vapeurs du *centre*, après huit jours de ce traitement, qu'elle supportait avec beaucoup de peine, il lui survint sur le front, sur les tempes et dans tout le cuir chevelu, un eczéma impétigineux qui ne forma bientôt qu'une seule croûte. Dès cet instant ses souffrances disparurent, l'état général s'améliora. Nous ajoutâmes aux eaux d'Aix l'emploi des eaux de Challes ; elle continua ce traitement encore un mois, après lequel elle quitta l'hôpital avec toutes les apparences d'une bonne santé, n'éprouvant plus la moindre souffrance, sans toutefois être encore guérie de l'eczéma qu'elle avait gagné aux eaux. Nous avons revu pendant l'hiver cette malade, qui nous dit qu'un mois après les eaux l'eczéma avait disparu, qu'elle n'avait plus éprouvé la moindre souffrance, et que sa santé était parfaite.

Une dame vint l'an passé à Aix pour des douleurs qui la fatiguaient depuis longtemps ; elle portait sur le front et la pommette gauche de légères exostoses. Après trois vapeurs au *vaporarium*, elle fut prise d'une roséole syphilitique qui envahit tout le corps et qui ne laissa plus aucun doute sur la nature de ses douleurs.

M. N., d'un tempérament lymphatico-bilieux, vint en 1855 à Aix. Il accompagnait ses deux filles, que son médecin envoyait à nos eaux pour modifier leur constitution éminemment lymphatique. M. N., il y a quatre ans, après une maladie qui semblait tenir de la chloro-anémie, était allé passer avec succès l'hiver en Italie ; à son retour il s'arrêta à Aix, et, sans demander conseil aux médecins (ce qui n'est plus permis aujourd'hui), il prit de suite quatre bains de vapeur à l'*enfer*, qui firent déclarer chez lui un lumbago des plus intenses, pour lequel nous fûmes appelé. Nous fîmes suspendre immédiatement les eaux, et, après quinze jours de repos, le lumbago ayant disparu, il prit aux *princes* des douches très-légères et très-mitigées, dont il se trouva bien.

Cette année, venu de nouveau à Aix, après un mois de séjour, il voulut prendre quelques douches ; mais bientôt il devint triste, chagrin, irascible ; nous fîmes suspendre les eaux ; il partit et, arrivé à Paris, il fut pris d'un ictère qui dura deux mois.

Un Anglais arrive à nos eaux pour un rhumatisme qui le rend presque perclus ; outre le rhumatisme, il y a encore chez lui le principe goutteux. Il dut prendre les eaux avec beaucoup de prudence. Un jour, à notre insu, il va au *bouillon*, où il se fait administrer une douche avec massage ; le lendemain il fut pris d'un accès de goutte qui dura un mois.

Nous pourrions multiplier à l'infini les observations de ce genre, où l'action directe des eaux sur la diathèse est manifeste, et c'est cette action qui a conduit certains médecins à dire que les eaux d'Aix étaient trop actives. Ce reproche a quelque chose de fondé, s'il s'agit de maladies contre lesquelles les eaux n'ont aucune propriété curative. Aussi, lorsque, après dix à douze jours de traitement, le principe rhumatismal ou scrofuleux n'est pas évident, est-il de précepte de ne continuer les eaux qu'avec beaucoup de circonspection ; car, comme il a été dit plus haut, les eaux d'Aix sont contraires à de certaines diathèses, et même dans quelques cas nous avons cru devoir diriger les malades sur d'autres établissements. Autrefois le baigneur pouvait faire usage de nos eaux sans les conseils d'un médecin ; aussi les mécomptes étaient-ils assez fréquents, et, sans parler de quelques accidents qui sont survenus pendant le traitement même, il est arrivé que des baigneurs, rentrés chez eux, étaient beaucoup plus fatigués qu'auparavant, et voyaient leur maladie s'aggraver et parfois même devenir mortélle. Ce sont ces malheureux exemples qui ont amené l'autorité supérieure à ne plus permettre l'usage des eaux aux malades sans être nantis d'un certificat délivré par un des membres de la commission médicale.

Mais parce qu'un traitement par les eaux d'Aix a été suivi quelquefois d'accidents graves, est-ce à dire pour cela qu'il faut le rejeter? Parce que l'opium peut devenir un poison, faut-il le bannir de la pharmacopée? On pourrait alors en dire autant de toutes les substances énergiques de la pharmacie. Mais loin de là, ces substances sont employées journellement; seulement, c'est au médecin à savoir en faire la juste application. Il en est de même des eaux d'Aix; prises avec discernement, elles peuvent être employées sans aucun danger; seulement, pour les mettre à la portée de tous les âges, de tous les tempéraments, de toutes les constitutions, il a fallu graduer leur force d'action; c'est dans ce but que leur aménagement et le mode d'administration ont été tellement variés et perfectionnés qu'aujourd'hui l'on peut rendre cette puissance très-mitigée, et que les existences les plus chétives peuvent, sans aucun risque, être soumises à leur influence.

Si les eaux d'Aix, prises intempestivement, ont pu amener des résultats fâcheux, prises avec opportunité elles triomphent généralement du rhumatisme et des scrofules. Tous les auteurs qui ont écrit sur ces eaux, et ils sont nombreux, sont unanimes à leur reconnaître cette propriété. C'est encore en s'attaquant à la racine du mal, en agissant directement sur les diathèses, qu'elles combattent si avantageusement ces deux maladies.

Pour preuve de cette assertion, voyons ce qui se passe d'abord chez la plupart des rhumatisants pendant le traitement.

Les uns, et c'est le plus grand nombre, arrivent aux eaux assez bien portants pour combattre des douleurs qui les ont tourmentés pendant les mauvaises saisons, et qui menacent de reparaître chaque fois que l'atmosphère redevient humide.

Après quelqus jours de traitement, la diathèse est réveillée; bientôt les douleurs se font sentir, et, si la maladie date de longues années, qu'elle se soit manifestée sur divers points de l'économie, il n'est pas rare de voir le malade ressentir toutes les douleurs qu'il a éprouvées jadis et dont il croyait être débarrassé complétement. Le plus ordinairement, tout en continuant les eaux, ces douleurs s'apaisent insensiblement jusqu'à disparition complète, et le baigneur quitte nos eaux satisfait.

Quelquefois ces douleurs, que les eaux font reparaître, atteignent une intensité telle que le malade, qui est arrivé ingambe aux eaux, se voit bientôt perclus et ne peut plus continuer son traitement qu'en se faisant transporter à l'établissement.

Un négociant de Lyon vint, il y a deux ans, aux eaux pour un rhumatisme articulaire dont il était atteint depuis de longues années et qui avait laissé chez lui un engorgement du genou et du poignet, ce qui l'obligeait à marcher avec une canne. Après trois bains de vapeurs pris au *vaporarium*, toutes ses anciennes douleurs se renouvelèrent, et deux jours après les articulations se tuméfièrent à un tel point qu'il ne pouvait plus faire le moindre mouvement. Comme cet état n'était pas accompagné de fièvre, nous lui fîmes continuer les vapeurs en le faisant porter à l'établissement, et, tout en continuant son traitement, la tuméfaction disparut insensiblement. Les douleurs diminuaient, quand, le vingt-cinquième jour, survint de la fièvre, qui, augmentant le lendemain, nous fit suspendre les eaux. Il partit ayant pris dix-sept bains de vapeurs. Après un mois de repos, il se croyait radicalement guéri; il passa tout l'hiver sans éprouver la moindre souffrance; mais au printemps survinrent quelques douleurs avec gonflements dans les articulations, ce qui le décida à revenir aux eaux. Il suivit le même traitement et passa encore dans cette seconde cure par les mêmes phases qu'il avait dû subir l'année auparavant, toutefois avec moins d'intensité.

Nous avons revu ce malade cet hiver, il était guéri.

Il n'est pas toujours possible, comme nous l'avons fait pour ce malade, de continuer l'usage des eaux; quelquefois le réveil des douleurs est accompagné de fièvre qui cède facilement à quelques jours de repos, après lesquels le traitement thermal est repris, et alors il est généralement bien supporté. Il arrive encore assez fréquemment que ces douleurs, qui sont réveillées par les eaux, vont toujours en empirant pendant tout le traitement, et que les baigneurs quittent nos thermes plus fatigués que lorsqu'ils sont venus.

Une jeune dame se rendit à Aix pour un rhumatisme articulaire qui l'avait tenue alitée pendant tout
l'hiver, et qui avait laissé un peu d'engorgement dans
les articulations. Elle suivit un traitement d'un mois.
Dès le sixième jour les douleurs reparurent, et l'engorgement des articulations devint plus sensible. Cet
état alla en augmentant pendant tout le traitement, à
tel point qu'elle ne pouvait plus exercer le moindre
mouvement sans éprouver des douleurs aiguës. Déses-
pérée, elle voulut partir, bien convaincue que les eaux
lui avaient été funestes.

Nous la revîmes le printemps suivant : elle était radicalement guérie; elle avait encore, nous dit-elle,
souffert considérablement pendant quinze jours après
son retour, et dès lors les douleurs et les engorgements avaient diminué graduellement, tellement que,
deux mois après, tous ses malaises avaient complète-
ment disparu; l'hiver s'était passé sans le moindre
ressentiment, malgré une vie très-agitée. Cette observation date de six ans; cette dame n'a jamais ressenti
la moindre douleur rhumatismale depuis lors.

L'action spéciale que les eaux ont sur la diathèse
rhumatismale est surtout sensible chez ceux qui, sans
être souffrants, veulent prendre quelques bains ou
quelques douches. Il est rare qu'on vienne aux eaux
sans être accompagné de quelques membres de sa famille; souvent gagnés par l'attrait de la douche avec
massage, ceux-ci veulent en prendre quelques-unes;
mais quelquefois elles ne tardent pas à faire naître des

3

douleurs qu'ils n'avaient jamais éprouvées, et qui les mettent, à leur grand désappointement, dans la nécessité de continuer un traitement, tandis qu'ils ne songeaient qu'à prendre quelques douches d'agrément. Ces baigneurs, sans s'en douter, se trouvaient sous l'influence de la diathèse rhumatismale, qui est essentiellement héréditaire.

Comme on le voit par ces observations, les eaux produisent chez les rhumatisants deux effets bien distincts : le premier consiste dans l'action directe qu'elles exercent sur la diathèse, qui se trouve réveillée, ce qui entraîne une exacerbation dans les symptômes. Cet effet se prononce ordinairement dans la première quinzaine du traitement, quand les eaux sont prises d'une manière active. Le second effet consiste dans la diminution des souffrances, dans la guérison. de la maladie, qui ne s'effectue le plus souvent qu'un mois ou deux, et quelquefois plus tard, après le traitement thermal.

Les mêmes effets que nous avons vus se produire chez les rhumatisants par l'emploi des eaux se produisent chez les lymphatiques (1).

En 1848, une jeune fille de quinze ans vint nous consulter pour des glandes qu'elle portait au cou, et dont quelques-unes étaient ulcérées. Son père, qui l'accompagnait, m'apprit qu'elle avait été souffrante dès sa plus tendre enfance; c'était tantôt des croûtes

(1) Le mot de scrofuleux sonnant toujours mal aux oreilles des malades, je me sers de celui de lymphatique, qui peut être généralement employé.

impétigineuses dans le cuir chevelu et sur diverses
parties du corps, tantôt des maux d'yeux, tantôt des
suintements par les oreilles, par le nez, avec gonflement très-prononcé de la lèvre supérieure; chaque hiver
les pieds et les mains étaient couverts d'engelures qui
s'ulcéraient. La moindre impression de froid entraînait
chez elle des rhumes sérieux. A l'âge de onze ans, les
glandes du cou s'engorgèrent, et bientôt après quelques-unes s'ulcérèrent. Cet état résista à tous les traitements les mieux combinés, à l'iode employé sous
toutes les formes, et, quand elle arriva à Aix, les
glandes étaient engorgées au point que le cou en
était entièrement déformé et que la voix en était gê-
née. Sa physionomie paraissait hébétée. Nous décla-
râmes au père qu'une cure ordinaire était complète-
ment inutile pour sa fille, que nous ne pouvions
espérer guérir que par un traitement très-prolongé; il
consentit à la laisser à Aix pendant un an.

Nous lui fîmes prendre les eaux sous toutes les formes, et nous ajoutâmes l'usage des eaux de Challes
prises en bains et en boisson.

Sous l'influence de ce traitement, qu'elle supportait
avec beaucoup de peine, presque tous les symptômes
éprouvés dès l'enfance reparurent; l'ophthalmie revint
d'une manière assez intense, la suppuration augmenta,
les glandes du cou devinrent plus sensibles. Nous
fûmes forcé de suspendre de temps à autre la médication thermale, que nous continuâmes cependant tout
l'hiver, en intercalant quelques jours de repos. L'hiver
se passa sans engelures. Au printemps, les symptômes

3.

s'amendèrent sensiblement, les glandes en suppuration se cicatrisèrent, les yeux se guérirent. Nous poursuivîmes activement le traitement jusqu'à la fin du mois d'août, époque à laquelle elle partit, ne conservant plus qu'un léger engorgement des glandes. L'état général était parfait. Trois mois après les eaux, il n'y avait plus vestige d'engorgement, et dès lors elle a joui de la santé la plus florissante.

L'action directe des eaux sur les diathèses est cependant moins sensible chez les lymphatiques que chez les rhumatisants; quelquefois même elles paraissent ne produire aucun effet sur les premiers pendant toute la durée du traitement, comme on le voit dans l'observation suivante.

Une jeune fille des bords du Rhône vint aux eaux, il y a deux ans, pour des tumeurs blanches qu'elle portait au genou, au coude et au poignet, avec dépérissement considérable des membres. Ces articulations étaient très-tuméfiées et très-douloureuses au moindre mouvement, ce qui l'obligeait à rester constamment couchée. Les glandes du cou étaient engorgées; le teint était pâle et livide, la santé générale détériorée. Elle suivit un traitement thermal pendant cinquante-cinq jours avec beaucoup d'assiduité, sans voir se déterminer dans sa position le moindre changement. Elle partit dans le même état.

Nous fûmes agréablement surpris de voir, l'an passé, cette fille revenir à Aix, marchant assez bien, toutefois à l'aide d'une petite canne. Sa physionomie avait perdu complétement son cachet lymphatique.

L'engorgement dès glandes du cou avait disparu, ainsi que les tumeurs blanches du coude et du poignet. Le genou était encore un peu tuméfié; il y existait une semi-ankilose. Les membres étaient encore grêles. Elle nous apprit qu'elle n'avait observé de l'amélioration dans son état qu'un mois après les eaux; que ce n'était qu'à partir de cette époque que les engorgements et les douleurs avaient graduellement diminué; mais que depuis le printemps sa position était restée stationnaire.

Elle prit les eaux pendant deux mois; dans cette seconde cure, leur effet fut très-sensible. Au bout d'un mois, le genou n'offrait plus trace de tuméfaction; l'ankilose avait complétement disparu, et à son départ la musculature avait repris toute sa vie; elle marchait sans canne et sans éprouver la moindre gêne. La guérison était complète.

Généralement, chez les lymphatiques comme chez les rhumatisants, les eaux, tout en avivant la diathèse, ne font sentir leurs effets salutaires que longtemps après.

Un jeune médecin vint à Aix pour des ulcères atoniques ayant envahi tout le talon, et qui avaient résisté à tous les traitements, même à la cautérisation, ce qui l'obligeait de marcher avec des béquilles. Ces ulcères existaient depuis un an; ils avaient succédé à un gonflement de l'articulation tibio-tarsienne survenu six mois auparavant, après avoir habité un appartement fraîchement construit. Les antécédents étaient lymphatiques; la santé générale était délabrée; l'amaigrissement était très-grand ; les fonctions digestives ne se faisaient qu'avec peine ; il avait une toux fréquente. Outre les ulcères du talon, il portait un gonflement prononcé de l'articulation sterno-claviculaire gauche. Il fut soumis à un traitement très-léger : bains, douches locales, et deux douches aux *princes* par semaine, en ayant soin de briser la force des chutes et de ne lui donner que de l'eau tempérée, traitement auquel nous ajoutâmes l'eau de Challes en boisson et en lotions sur les ulcères. Après quinze jours de ce régime la suppuration était devenue plus abondante ; les ulcères, loin de diminuer, s'étendaient davantage ; le malade perdait ses forces. Nous fîmes suspendre l'emploi des eaux. Après quinze jours de repos absolu, le malade allant mieux, nous reprîmes le traitement, qui amena encore le même résultat, et, pendant les quatre mois qu'il resta à Aix, nous ne pûmes jamais le continuer pendant plus de quinze jours de suite, à cause de l'exacerbation des symptômes, et même tout le dernier mois ne fut employé qu'à plonger chaque jour dans l'eau sulfureuse la jambe malade pendant plusieurs heures.

Nous crûmes devoir ajouter au traitement thermal des cautérisations avec le nitrate acide de mercure, qui furent sans effet.

Après deux mois, l'engorgement de l'articulation sterno-claviculaire avait disparu, l'état général semblait amélioré ; mais les eaux n'avaient amené aucun changement du côté du talon, et, quand il partit, les ulcères restaient stationnaires.

Il alla passer l'hiver dans le Midi, et au mois de

février il nous écrivait que ses ulcères étaient complète-
ment cicatrisés, qu'il était parfaitement guéri, qu'il ne
lui restait plus qu'un peu de gêne dans la marche par
suite du tiraillement de la cicatrisation, qu'il attendait
les premiers beaux jours pour revenir à nos eaux. No-
tons qu'il a pris pendant l'hiver l'iodure de fer et l'iodure de potassium, combinés aux toniques, qui ont
contribué à sa guérison; médication qui avait complétement échoué avant le traitement thermal.

Comme on le voit par ces observations, les eaux
d'Aix ont à peu près la même action dans la scrofule
que dans le rhumatisme, avec cette différence cependant, que dans la scrofule cette action est moins sensible, et qu'il faut un emploi plus prolongé des eaux
pour en obtenir la guérison. En résumé, les eaux thermales d'Aix, qui ont une action spéciale sur toutes les
diathèses, guérissent le rhumatisme et la scrofule; et selon nous, prenant l'expérience pour guide, ce n'est que
dans ces affections qu'elles sont réellement curatives.

Examinons, du reste, si cette opinion ne peut pas
se concilier avec les diverses nomenclatures de maladies qui ont été préconisées jusqu'à ce jour; car le
rhumatisme et les scrofules, véritables protées, se mani-
festent sous les formes les plus variées et souvent les
plus bizarres.

De toutes les nomenclatures des affections traitées
avantageusement par les eaux d'Aix, la meilleure est
certainement celle qui a paru l'an passé dans le *Guide
du baigneur et du voyageur à Aix-les-Bains*, par
M. Mortillet, et que voici :

« 1° Le rhumatisme chronique, ses variétés, et toutes les maladies liées au principe rhumatismal (rhumatisme goutteux, tumeurs gommeuses, névroses et névralgies rhumatismales, sciatique, etc.);

« 2° Les affections lymphatiques et scrofuleuses; — les affections chroniques du périoste, des os et des articulations (tumeurs blanches, hydarthroses, ankiloses, caries, etc.);

« 3° Les affections syphilitiques secondaires et tertiaires, et les maladies résultant de l'abus des préparations mercurielles;

« 4° Les maladies chroniques de la peau;

« 5° Les affections catarrhales chroniques (bronchorrhées, leucorrhées, asthme humide, etc.);

« 6° Les engorgements chroniques de certains viscères, tels que ceux du foie, de la rate, ceux de l'utérus avec ou sans altération.....;

« 7° Les ulcères atoniques, — les vieilles cicatrices, — les plaies d'armes à feu.....;

« 8° Certains cas de paralysie;

« En un mot, toutes les affections qui sont liées à un état général de faiblesse, d'atonie, ou qui, dues à un trouble des fonctions de la peau ou des muqueuses, à une suppression, à une répercussion quelconque, réclament une médication tonique ou révulsive. »

Nous croyons que cette nomenclature pourrait se réduire aux premier et deuxième articles, qui nous semblent renfermer tous les autres, sauf le troisième, qui a trait à la syphilis; car, comme l'a dit M. A. Dumoulin en parlant de la scrofule : « Qu'on observe avec

« soin certaines affections de la peau..., certains ul-
« cères, certains catarrhes ; qu'on cherche le lien qui
« les unit à une maladie qui, du fait de ces manifes-
« tations éparses çà et là, venues à des intervalles quel-
« quefois assez éloignés les uns des autres, est dite
« constitutionnelle, et l'on verra que ce sont des lé-
« sions tardives de la scrofule. » On peut en dire autant du rhumatisme. Examinons du reste chaque affection en particulier.

DES MALADIES DE LA PEAU.

Bien que les eaux d'Aix soient très-efficaces dans
plusieurs affections de la peau, il n'est pas moins vrai
de dire qu'il en est contre lesquelles elles sont impuis-
santes. Cela se comprend, car ces affections sont rarement essentielles ; elles sont presque toujours des manifestations d'un vice intérieur, en un mot, d'une
diathèse. Les unes sont liées à un vice syphilitique, à
un vice scorbutique, à un vice cancéreux ; d'autres à
une névrose, comme l'a démontré tout récemment
M. Canuet, en parlant du lichen et du prurigo ; d'autres enfin, et ce sont les plus nombreuses, ne sont que
des manifestations du vice scrofuleux. Les formes
qu'on rencontre le plus souvent dans cette dernière diathèse sont les vésiculeuses, les pustuleuses et les bul-
leuses. L'expérience nous prouve que ce sont en effet
ces formes qui cèdent avec le plus de facilité à nos
eaux, lesquelles semblent, nous le répétons, avoir une
vertu spéciale contre le vice scrofuleux.

DES AFFECTIONS CATARRHALES CHRONIQUES.

Ces affections, quoique essentielles, peuvent bien être soulagées par l'action mécanique des eaux, c'est-à-dire que les vapeurs douces et tempérées des salles d'inhalation peuvent enlever l'irritation, favoriser l'expectoration; mais l'on n'obtient une guérison radicale que lorsque ces affections sont des manifestations d'un vice scrofuleux ou rhumatismal, comme dans l'observation suivante.

Un ouvrier en soie, de Lyon, vint aux eaux d'Aix pour se guérir d'un catarrhe pulmonaire. La toux était incessante et accompagnée d'une abondante expectoration mucoso-purulente; sa voix était presque éteinte; la respiration était tellement courte qu'il ne pouvait faire quelques pas sans s'arrêter pour reprendre haleine. L'amaigrissement était considérable; il avait des sueurs nocturnes. Nous crûmes d'abord à une phthisie tuberculeuse, mais l'auscultation et la percussion nous rassurèrent. Cet état durait depuis six mois. Il nous dit que, pendant les deux hivers antécédents, il avait été fatigué par un rhumatisme qui avait envahi toutes les articulations, rhumatisme qu'il n'avait plus ressenti depuis l'apparition du catarrhe. Soupçonnant à juste titre que ce dernier n'était qu'une manifestation de la diathèse rhumatismale, nous le soumîmes aux eaux, mais administrées avec beaucoup de modération, vu son grand état de faiblesse. Après vingt jours de traitement, quelques douleurs rhumatismales reparurent;

dès lors la toux diminua. Le traitement thermal fut continué encore pendant dix jours, après lesquels il partit, les eaux commençant à le fatiguer. Après un mois de repos, la toux et l'expectoration avaient considérablement diminué, la voix était normale, la respiration était beaucoup moins halitueuse, le corps avait repris de l'embonpoint. L'hiver se passa assez bien; il y eut un peu de recrudescence au printemps. Il revint aux eaux une seconde et troisième année, après laquelle il fut complétement guéri, et de son catarrhe et de son rhumatisme. Cette guérison date de trois ans : elle paraît radicale.

Dans cette observation, il est évident que le catarrhe n'était qu'une manifestation de la diathèse rhumatismale; en général cependant ces affections catarrhales sont plutôt dépendantes de la scrofule.

DES ENGORGEMENTS CHRONIQUES DES VISCÈRES.

Il est certain que jamais aucun médecin n'a eu la prétention de pouvoir guérir tous les engorgements chroniques des viscères par les eaux d'Aix, qui ne réussissent que lorsque ces affections sont liées à un principe rhumatismal ou lymphatique; dans ces derniers cas, non-seulement les engorgements, mais encore les irritations chroniques, sont traités avantageusement, comme il résulte des observations suivantes.

M. N., de Mâcon, était venu aux eaux pour un rhumatisme musculaire et s'en était bien trouvé; trois ans après, il est pris de douleurs assez vives à l'hypogastre, avec difficulté pour uriner. Cet état persistant, il alla consulter M. Morel, à Lyon, qui diagnostiqua un engorgement de la prostate, avec rétrécissement du col de la vessie, et comme il avait souffert autrefois de rhumatismes, avant de le soumettre à un traitement spécial, il l'engagea à passer d'abord une saison à Aix, ce qu'il fit avec un plein succès; car M. Morel, l'ayant examiné un mois après, reconnut que les eaux seules avaient suffi pour faire disparaître et l'engorgement et le rétrécissement.

M. Pétrequin, professeur à l'École de Médecine de Lyon, dans un travail remarquable qu'il a publié en 1852 sur les eaux d'Aix, cite un grand nombre de maladies des yeux traitées avantageusement par les eaux. Mais ce savant praticien admet qu'elles étaient liées à un principe rhumatismal ou scrofuleux, et, en parlant de ce dernier, il disait déjà : « A ce point « de vue, les eaux d'Aix sont souvent un excellent « antiscrofuleux; en modifiant le vice strumeux qui « entache l'organisme, elles agissent favorablement « pour prévenir les jetées scrofuleuses qui attaquent « les yeux. Leur influence s'exerce alors, si je puis « ainsi dire, plus dans l'avenir que dans le présent. » (Pétrequin, *Recherches sur l'action des Eaux minérales d'Aix en Savoie, dans les maladies des yeux.* Chambéry, p. 15.)

DES AFFECTIONS DE L'UTÉRUS.

Il n'existe pas une seule eau minérale qui n'ait été préconisée contre ce genre d'affections, et toutes cer-

tainement comptent des succès, parce que ces maladies
sont rarement essentielles et ne sont ordinairement que
des manifestations d'une diathèse quelconque. Aussi
voyons-nous que, dans toutes les eaux, elles sont com-
battues plus avantageusement par un traitement général que par un traitement local.

Ces maladies sont souvent liées à un vice rhumatismal et surtout au vice scrofuleux ; dans ces conditions,
elles cèdent facilement à l'emploi des eaux d'Aix, quand
elles ont perdu leur acuité.

Une jeune dame de Lyon vient aux eaux, en 1854,
pour des douleurs au bas des reins, provenant d'un
engorgement considérable de l'utérus, avec ulcérations
et pertes blanches. Les antécédents étaient lymphatiques. Nous la soumîmes à un traitement général, auquel nous ajoutâmes l'eau de Challes en boisson. Les
douleurs augmentèrent d'abord, ainsi que les ulcérations, ce qui nous obligea à recourir à la cautérisation
par le nitrate acide de mercure. Après quarante jours
de traitement par les eaux et cinq cautérisations, l'engorgement avait considérablement diminué, les ulcérations et les pertes blanches avaient disparu. Cet état
se maintint jusqu'au printemps suivant, époque à laquelle reparurent les douleurs et les pertes blanches.
Son médecin constata une nouvelle ulcération, qui céda
à trois cautérisations avec l'azotate d'argent.

Elle revint l'année suivante à Aix, ayant encore un
léger engorgement, mais sans ulcération. Après quelques jours de traitement par nos eaux, de nouvelles
douleurs survinrent, une ulcération très-superficielle

reparut sur le col. Les eaux suffirent à elles seules pour faire disparaître les douleurs, les pertes blanches, l'ulcération et l'engorgement.

Ce second traitement ne dura qu'un mois, et depuis elle n'a pas éprouvé de rechute; aujourd'hui elle est enceinte.

Ici, l'affection de l'utérus se trouvant liée à un vice strumeux, la guérison s'est opérée par l'action spéciale que les eaux ont sur cette diathèse.

DES PARALYSIES.

Autrefois, sous l'empire de la doctrine de Pinel, qui plaçait l'apoplexie dans le cadre des névroses, on a appliqué les eaux dans les paralysies résultant de cette maladie; mais l'expérience n'a pas répondu à l'attente. Loin de là, l'activité donnée à la circulation par les eaux thermales a quelquefois ramené une nouvelle attaque, soit pendant, mais le plus souvent après le traitement. Si quelquefois ces paralysies ont paru être amendées, il faut plutôt l'attribuer au temps écoulé, seul remède souverain dans ce cas-là. Les abondantes transpirations qui suivent la douche peuvent bien favoriser l'absorption du noyau apoplectique; le massage exercé sur les membres paralysés peut bien les sortir un peu de l'état de torpeur dans lequel ils sont plongés; mais ces bénéfices sont trop légers en raison des dangers auxquels on expose les malades en les soumettant à l'action thermale de nos eaux. Deux cas se sont présentés cette année à l'hôpital d'Aix, dans le service des femmes; l'une a pris une seconde attaque après quinze jours d'un traitement mitigé, et l'autre en est sortie après avoir pris les eaux pendant vingt jours sans avoir éprouvé le moindre soulagement.

Mais il n'en est pas de même dans les paralysies qui reconnaissent pour cause le rhumatisme et la scrofule. M. Vidal, dans son *Essai sur les Eaux minérales d'Aix*, a publié plusieurs cas de guérisons, auxquels j'ajouterai les deux suivants, dont le premier était lié au principe rhumatismal et le second aux scrofules.

Une fille de la Savoie, âgée de trente-deux ans, est amenée à l'hôpital dans un état de paralysie complète des extrémités inférieures, qui datait de quatre mois.

Cette fille, qui avait toutes les apparences d'une bonne santé, moins les extrémités inférieures, qui étaient très-amaigries, nous dit qu'un an auparavant, en frottant des parquets à Paris, elle avait ressenti un froid glacial dans les reins, accompagné bientôt de vives douleurs; celles-ci cédèrent au bout de dix jours, sous l'influence de la chaleur et des boissons sudorifiques; mais elles lui avaient laissé un peu de faiblesse dans les jambes, faiblesse qui, allant toujours en augmentant, l'obligea à rentrer dans sa patrie. Arrivée chez elle, elle fut prise de fourmillements, de picotements dans la plante des pieds, suivis bientôt de difficulté d'uriner. L'état de faiblesse allait toujours augmentant, jusqu'à complète paralysie des extrémités inférieures. Dès ce moment ces membres dépérirent, la sensibilité disparut à tel point que, lorsqu'elle arriva à l'hôpital, on pouvait lui pincer fortement les extrémités inférieures sans qu'elle s'en aperçût.

Nous la soumîmes à un traitement général, qui réveilla des douleurs assez vives dans les lombes; tout en continuant les eaux, ces douleurs s'apaisèrent; la sensibilité et la motilité reparurent, et, après quarante-trois jours, elle quittait l'hôpital, marchant facilement à l'aide d'une canne.

Elle suivit un second traitement en automne; elle avait quitté sa canne; l'émission des urines était régulière; il n'y avait plus de fourmillements dans la plante des pieds; les extrémités inférieures avaient repris leur embonpoint, seulement elles lui semblaient encore un peu faibles; elles reprirent bientôt toutes leurs forces par ce second traitement de vingt jours, après lequel elle quitta Aix complétement guérie.

Un Anglais, âgé de vingt-deux ans, vient aux eaux ne pouvant se tenir debout qu'à l'aide de deux domestiques, qui le soutenaient sous les bras. A la suite d'abcès froids, il portait depuis un an, autour du bassin, au périnée et dans les cuisses, de nombreuses fistules qui donnaient chaque jour une abondante suppuration. Sa santé était profondément détériorée. Nous le soumîmes à l'eau de Challes et à nos eaux, mais administrées modérément. Après deux mois de ce traitement, la suppuration avait disparu, les fistules étaient cicatrisées, l'état général était sensiblement amélioré; il marchait sans aide.

DES ULCÈRES ATONIQUES.

Les ulcères atoniques sont le plus souvent des jetées scrofuleuses. Quant aux plaies d'armes à feu, aux anciennes cicatrices, tout le monde sait que le rhumatisme est l'ami des camps, et qu'il se loge de préférence sur les parties les plus faibles de l'économie.

DES AFFECTIONS SYPHILITIQUES.

Les eaux d'Aix agissent dans les affections syphilitiques comme dans toutes les affections diathésiques, c'est-à-dire en les réveillant, en les avivant, mais ne les guérissent pas. C'est un moyen précieux, soit comme pierre de touche pour édifier le médecin dans des cas douteux, comme aussi c'est un puissant adjuvant des traitements mercuriels. Tant que le virus syphilitique n'a pas été maîtrisé par le traitement spécifique, les eaux le font manifester par quelques symptômes ; ce qui fait que le médecin marche avec plus de sûreté dans l'administration des médicaments, qui sont alors mieux supportés. Outre que les eaux remplacent très-avantageusement tous les sudorifiques préconisés, avec elles la salivation est plus rare, moins douloureuse et moins tenace ; le traitement spécifique peut être prolongé sans crainte de ces affections dites mercurielles, presque aussi terribles que les premières ; et quand tout symptôme a disparu par le traitement spécifique combiné avec les eaux, le malade peut être certain que la guérison est radicale (1). Administrées seules, elles combattent avantageusement les dégénérescences syphilitiques, affections qui nous semblent rentrer dans le domaine de la scrofule.

(1) M. Guilland en a cité de beaux cas de guérison dans son ouvrage sur l'hospice d'Aix.

4

Il nous reste encore à parler de quelques affections qui ont été préconisées par des médecins comme pouvant être traitées avantageusement par les eaux d'Aix, telles que les névroses, la goutte et la phthisie pulmonaire.

DES NÉVROSES.

Despine père en a cité un grand nombre de guérisons obtenues dans sa pratique ; mais toujours il associait aux eaux le magnétisme et l'électricité. Cependant, sans le secours de ces derniers moyens, nous voyons chaque année des affections de ce genre, quoique essentielles, être avantageusement modifiées par nos eaux et quelquefois même être radicalement guéries, bien que dans ces maladies les eaux ne réussissent pas par leur action spéciale, mais par leur action mécanique. Des bains tempérés, additionnés de son, d'amidon ou de gélatine, des bains de piscine produisent presque toujours de bons résultats. Mais ce qui réussit le mieux, ce sont : 1° les douches écossaises, c'est-à-dire la transition brusque de l'eau chaude à l'eau froide, douches qui impriment à toute l'innervation un ébranlement souvent très-salutaire ; 2° les douches révulsives.

Nous avons vu chez une demoiselle une névralgie utérine, qui la fatiguait depuis deux ans, céder complétement à l'usage de ce dernier moyen. Les douleurs revenaient par crises et avec une telle intensité qu'elle ne pouvait s'empêcher de jeter les hauts cris. Elle prit vingt-quatre douches d'une heure de durée, administrées de la manière suivante : elle était assise dans un bain de siége alimenté par un courant d'eau froide constamment renouvelé, pendant que l'eau thermale à 46 degrés lui tombait avec violence sur les pieds et les mains, sur lesquels on exerçait le massage pendant les dix dernières minutes du bain. Deux saisons employées à ce traitement ont suffi pour faire disparaître cette névralgie, qui avait résisté jusque-là. Cette guérison date de trois ans et ne s'est pas démentie.

DE LA GOUTTE.

Si des goutteux ont été soulagés par les eaux d'Aix, c'est qu'ils étaient rhumatisants en même temps; car le rhumatisme accompagne très-souvent cette maladie. Dans ces cas, les eaux doivent être prises avec beaucoup de ménagement pour ne pas s'exposer à faire déclarer une attaque de goutte, parce qu'elles réveillent le principe goutteux comme toutes les autres diathèses, mais n'ont sur lui aucune action curative. Il ne faut pas cependant confondre avec la goutte le rhumatisme articulaire chronique, appelé par quelques-uns rhumatisme goutteux et contre lequel nos eaux sont souveraines.

DE LA PHTHISIE PULMONAIRE.

Plusieurs médecins ont préconisé les eaux d'Aix contre la phthisie, entre autres M. Bertier (*Remarques sur l'action des Eaux d'Aix dans la Phthisie pulmonaire*; Bertier, Chambéry, 1853). Ce dernier s'appuie sur ce que cette affection est très-rare à Aix; qu'elle n'a jamais été observée chez les doucheurs et doucheuses; qu'il existe une grande analogie entre la

scrofule et la phthisie; et pour preuve de son assertion, il cite trois observations.

D'un autre côté, M. Gromier dit, en parlant du catarrhe, qu'il faut bien se garder d'envoyer aux eaux
d'Aix celui qui est accompagné de tubercules, *car alors
elles constituent un véritable poison et activent toujours l'intensité du mal.*

Ces deux opinions, qui paraissent d'abord diamé-
tralement opposées, peuvent cependant se concilier.

L'affection tuberculeuse est essentiellement diathé-
sique; ceux qui en sont atteints en ont, dans la plura-
lité des cas, apporté le germe en naissant; mais ce n'est
que plus tard que ce vice interne fait naître dans les
poumons le tubercule, qui est généralement au-dessus
de toutes les ressources de l'art. Il faut donc admettre
dans cette maladie deux périodes bien distinctes, l'une
de prédisposition, l'autre de formation de tubercules.
La première offre la plus grande analogie avec la scrofule, et il n'est pas rare de voir, dans des familles où
la phthisie existe, quelques-uns de ses membres échap-
per aux tubercules parce que dans leur enfance ils ont
eu de nombreuses jetées scrofuleuses.

Cette analogie devait nécessairement conduire les
médecins à essayer les eaux d'Aix dans la phthisie.
L'expérience a démontré qu'elles étaient douées d'une
action très-salutaire dans la période de prédisposition, et
c'est à cette action qu'il faut attribuer l'absence presque
complète de cette maladie à Aix, car c'est une habitude
du pays de plonger les enfants dans les eaux minérales dès le plus bas âge. Mais cette action devient
funeste du moment que les tubercules sont formés; les

eaux, par l'activité qu'elles impriment à la circulation, en activent la fonte et abrègent les jours du malade, comme on a pu l'observer dernièrement chez un employé de l'établissement, chez lequel la maladie a pris une marche accélérée du moment où il a commencé son service.

Ce jeune homme appartenait à une famille dans laquelle existait le vice tuberculeux; il quitta Aix bien jeune pour aller servir à l'étranger, il revint au pays malade, et, malheureusement pour lui, il fut employé aux bains, ce qui précipita sa mort. Son frère, ayant été destiné aux travaux de la campagne, comme lui succomba à la même maladie quelque temps après.

Mais ce qui est digne de remarque, c'est que, dans une autre famille alliée de celle dont je viens de parler, entachée aussi de la diathèse tuberculeuse, et composée de six enfants qui, dès le bas âge, furent employés à l'établissement, dans lequel ils ont en quelque sorte été élevés, pas un n'a été atteint de tubercules. Tous mariés aujourd'hui, ils ont chacun une nombreuse famille jouissant d'une santé parfaite.

Dans l'automne de 1846, une famille où il y avait sept enfants quittait le Nord et venait s'installer à Aix, pour une jeune fille de quinze ans atteinte de phthisie au dernier degré. Sa sœur aînée avait déjà succombé à cette affection à l'âge de dix-neuf ans. Appelé à lui donner des soins, j'observais que tous les autres enfants étaient d'une vitalité languissante, maigres, étiolés, qu'ils s'enrhumaient au moindre froid, à la moindre humidité, qu'enfin ils étaient tous de vrais types de l'habitus phthisique. J'engageai le père à les soumettre à nos eaux, qu'ils prirent en bains tempérés, bains de piscine, bains de vapeurs, auxquels j'ajoutai l'eau de Challes en boisson. Ils suivirent ce traitement pendant huit mois, au bout desquels ils quittèrent Aix complétement changés, ayant tous les attributs d'une parfaite santé.

La jeune malade avait succombé à sa maladie deux mois après son arrivée à Aix.

Le père est venu l'an passé à Aix, uniquement pour nous remercier de ce que ses enfants, depuis leur traitement par les eaux, n'avaient jamais éprouvé le moindre malaise; tous jouissaient de la santé la plus florissante.

Ces observations militent en faveur de l'efficacité des eaux d'Aix dans la phthisie; mais, comme je l'ai déjà dit, elles doivent être employées dans la période de prédisposition, car lorsque les tubercules sont formés, pour me servir de l'expression de M. Gromier, elles constituent un véritable poison.

C'est surtout dans le but de combattre les prédispositions, de renouveler les constitutions, que la commission médicale a demandé, dans le nouvel établissement, la construction de vastes piscines à eau courante, où les baigneurs pourront se livrer aux divers exercices de gymnastique. Ces piscines offriront les avantages des bains de mer, sans qu'on ait jamais à craindre des répercussions du côté de la poitrine.

M. Bertier cite trois observations de malades atteints de tubercules au premier et au deuxième degré et qui ont été guéris par les eaux d'Aix; mais les signes stétoscopiques sont-ils infaillibles? La présence des tuber-

cules, au premier et même au deuxième degré, peut-elle toujours être constatée d'une manière irrécusable ?
Ne serait-il pas permis de penser que, dans sa première observation, les symptômes observés du côté de la poitrine n'étaient qu'une manifestation de la diathèse rhumatismale, pour laquelle cette malade venait aux eaux, et que, dans les deux autres observations, ils n'étaient que la manifestation du vice scrofuleux ? Nous sommes d'autant plus porté à le croire que nous avons la conviction que ce dernier détermine quelquefois des ulcérations du poumon sans préexistence de tubercules. Nous avons vu à Aix deux cas de guérison bien remarquables chez deux jeunes filles âgées toutes deux de vingt ans, dont l'une portait des ulcérations scrofuleuses autour du cou, et l'autre une carie de même nature au poignet. Toutes deux avaient une toux opiniâtre, une expectoration abondante de matières épaisses et de nature purulente ; l'auscultation chez l'une et chez l'autre faisait entendre un gargouillement bien prononcé sous la clavicule gauche. Les eaux d'Aix prises en vapeur et celles de de Challes en boisson ont dissipé tous ces accidents, et l'une et l'autre jouissent aujourd'hui d'une santé parfaite.

CONCLUSION.

Les eaux d'Aix ont deux actions bien distinctes, l'une spéciale, inhérente à la nature intime des eaux, et l'autre mécanique, résultant de leur mode d'administration.

Ces eaux, par leur action spéciale qui s'exerce directement sur les diathèses, qu'elles réveillent, qu'elles avivent toutes indistinctement, jouissent de la propriété de guérir le rhumatisme et la scrofule. Quant à leur action mécanique, outre qu'elle est souvent un puissant adjuvant de l'action spéciale, elle peut encore être utilisée dans toutes les affections qui réclament un traitement tonique ou révulsif.

Mais pour combattre victorieusement la diathèse rhumatismale ou scrofuleuse, pour changer en quelque sorte la constitution du malade, il faut du temps et de la persévérance. Une vingtaine de jours employés à la douche avec massage peut bien faire disparaître une douleur, car souvent ce dernier moyen seul pourrait suffire ; mais le principe du mal n'est pas atteint, et cette douleur reparaîtra tôt ou tard sous une forme nouvelle.

Le temps nécessaire pour la guérison ne peut pas se fixer *a priori*, parce qu'il varie en raison de l'intensité et de l'ancienneté de la maladie, en raison de la constitution, des forces et de l'âge du sujet; tout ce que l'on peut dire, c'est que les affections lymphatiques réclament généralement des cures plus longues et suivies pendant plusieurs années de suite, trois ans terme moyen, tandis que les affections rhumatismales se montrent généralement moins tenaces.